AF586801

TALONI et A. PERRIN (de Marseille)

# De la nécessité de l'Examen radiographique Dans la pratique De la Médecine des Accidents



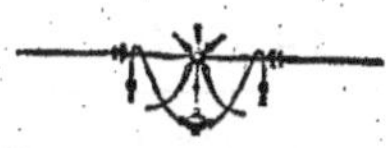

PARIS
INSTITUT INTERNATIONAL DE BIBLIOGRAPHIE SCIENTIFIQUE
*93, Boulevard Saint-Germain, VI,*

1903

# Travaux du Dr PANTALONI (de Marseille).

**La portion pelvienne des uretères chez la femme (considérations anatomiques).** — *Th. de Doct.*, Paris, 1888, 42 p., in-4°, n° 8.

**Anomalie des valvules aortiques.** — *Marseille Méd.*, 1888, XXV, 47.

**De la position de Rose dans les opérations sur la face (Résection du maxillaire supérieur, d'une partie de l'ethmoïde et de l'os malaire en position de Rose).** — *Archives provinciales de Chirurgie*, et Paris, I. B. S., 1892, in-8°, 7 p., 1 phot.

**Contribution à l'étude de la chirurgie du foie : Traitement des abcès intra-hépatiques.** — *Archives provinciales de Chirurgie.* Paris, 1894, III, 568-600.

**Un cas de kyste hydatique postéro-inférieur du foie. Laparotomie et résection partielle du kyste. Guérison.** — *Arch. prov. de Chir.*, Paris, 1895, IV, 377-384, 1 fig.

**Epilepsie traumatique et trépanation (Epilepsie et folie épileptique dues à un traumatisme crânien remontant à 25 ans).** — Paris, I. B. S., 1895, in-8°, 17 p.

**De l'hystérectomie abdominale totale pour fibromes utérins (Discussion)**, *Xe Cong. franç. de Chir.*, Paris, oct. 24.

**De l'hystérectomie abdominale totale et partielle (Discussion).** — *Cong. de Chir.*, Paris, 1897, oct. 18-23.

**Hystérectomie abdominale totale. Vingt observations.** — *Arch. prov. de Chir.*, Paris, 1897, VI, 100-142, 4 fig.

**Statistique des Opérations pratiquées à Marseille du 1er janvier au 31 décembre 1896.** — *Arch. prov. de Chir.*, Paris, 1897, VI, 161-171.

**Trois cas de Chirurgie du Larynx.** — *Arch. prov. de Chir.*, 1897, VI, 525-544.

**Trois cas de grossesses extra-utérines opérées par des procédés différents et suivies de guérison.** — *Arch. prov. de Chir.*, Paris, 1898, VII, 82-110, 2 fig.

**Statistique des Opérations pratiquées à Marseille, du 1er janvier au 31 décembre 1898.** — *Arch. prov. de Chir.*, Paris, 1898, VII, 121-130.

**Résection de l'intestin grêle pour tuberculose intestinale chronique.** — *Arch. prov. de Chir.*, Paris, 1898, VII, 327-362, 2 fig.

**Un cas de résection partielle du cæcum pour ulcérations tuberculeuses localisées.** — *Arch. prov. de Chir.*, Paris, 1898, VII, 428-432.

**De l'hystérectomie abdominale totale dans le cancer utérin (Discussion).** — *XIIe Congrès de Chir.*, Paris, 1898, oct. 17-22.

**Nouvelle méthode de castration pour tumeurs malignes du testicule.** — *XIIe Congrès de Chir.*, Paris, 1898, oct. 19.

# DE LA NÉCESSITÉ DE L'EXAMEN RADIOGRAPHIQUE

DANS LA PRATIQUE

# De la Médecine des Accidents

# De la nécessité de l'examen radiographique dans la pratique de la Médecine des Accidents.

PAR LES Drs

**PANTALONI et A. PERRIN** (de Marseille).

Dans toute lésion du squelette et des articulations il est utile de procéder à l'examen radiographique, si on veut éviter les mécomptes d'un traitement, dont les suites sont d'une importance capitale pour les blessés du travail. Le devoir du médecin qui pratique l'assurance consiste à ne rien négliger pour restituer à l'ouvrier blessé sa vigueur physique, dont l'intégrité constitue en somme son unique capital, et dont la perte ou la diminution crée une charge pour l'assureur.

Pour éclairer à cet égard la religion des ouvriers, comme celle des patrons ou des assureurs, il n'est pas besoin de leur faire un cours de pathologie chirurgicale : quelques figures soumises à l'appréciation de leur simple bon sens suffiront pour les convaincre.

Au hasard de la clinique, nous nous proposons aujourd'hui de choisir quelques cas, parmi ceux qui viennent de nous être présentés et grâce à ces observations, on pourra juger de l'intérêt de la chose.

*
* *

Voici d'abord les radiographies de lésions osseuses datant de plusieurs mois, mal consolidées. Ces cals vicieux ne peuvent être désormais réparés que par une intervention chirurgicale, consistant à faire l'ostéotomie, c'est-à-dire une nouvelle fracture, afin de pouvoir mettre les os en bonne position.

La *Figure* 1 représente une fracture de la cuisse gauche, datant du mois de septembre dernier.

La *Figure* 2 représente une fracture des deux os de la jambe droite, datant du mois d'octobre.

La *Figure* 3 montre une fracture des deux os de l'avant-bras droit, datant du mois de septembre.

Chez ces trois blessés, il y a incapacité permanente par-

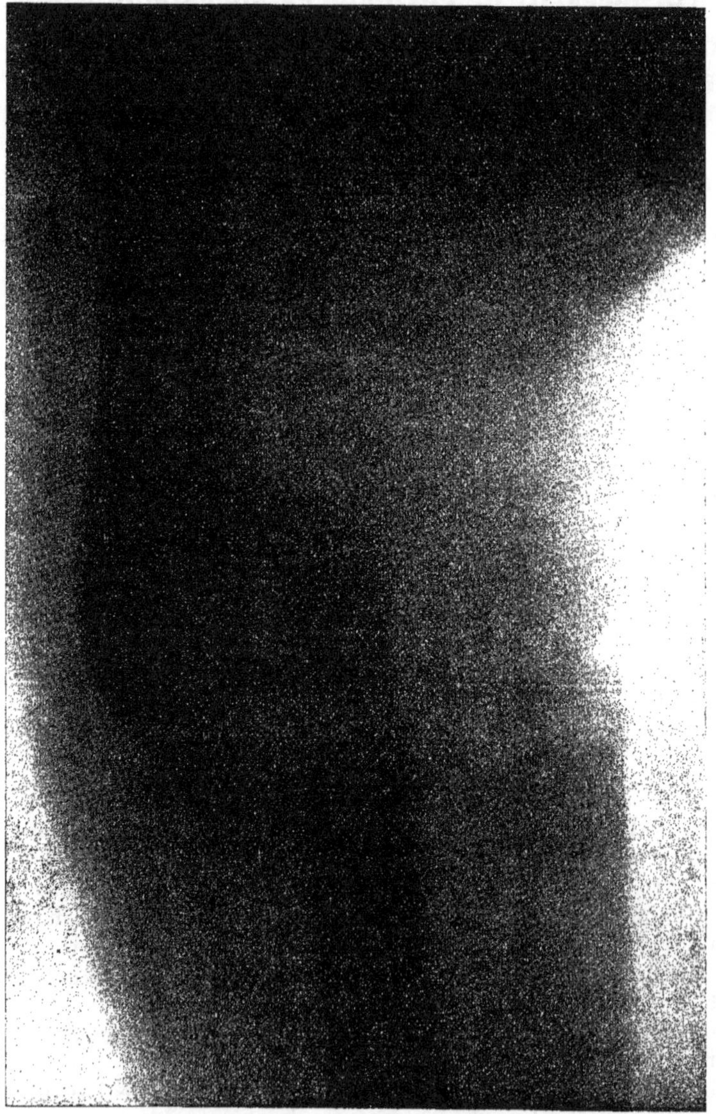

*Fig.* 1. — Fracture du fémur gauche, au 90e jour, chez un adolescent de 18 ans.

tielle. Le 1er accuse en marchant une douleur dans la région interne du genou. Cela n'a rien d'extraordinaire; son fémur gauche n'appuie plus sur le plateau du tibia d'une façon normale. Le 2e boite en marchant, souffre du pied, parce que le centre de pression de ce pied dans la station debout est

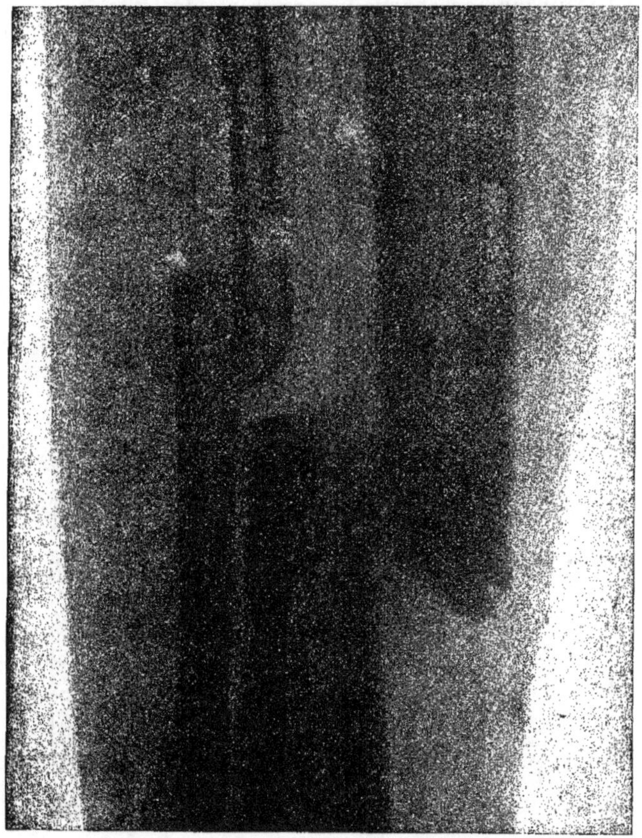

*Fig.* 2. — Fracture des deux os de la jambe droite. — Vue de trois-quarts. (Jeune homme de 23 ans).

déplacé. Le 3e (*Fig.* 4) ne peut exécuter complètement les mouvements de pronation et de supination.

Toutes ces infirmités s'expliquent en regardant l'image radiographique des lésions. Le traitement mécanique n'arrivera jamais à reconstituer intégralement les fonctions de ces trois membres. Seule, l'opération chirurgicale pourra faire cela. Mais le dommage causé n'en subsiste pas moins, et, ajouté à la prolongation de l'indemnité temporaire, il constitue pour l'assureur une charge très appréciable.

Comme contraste, examinons maintenant la *Figure* 5. Elle

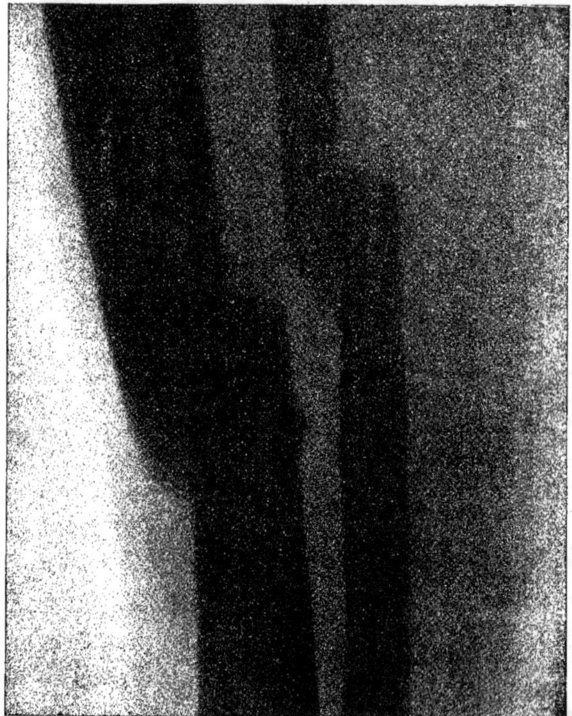

*Fig.* 3. — Fracture des deux os de la jambe droite. — Vue de face de la figure précédente.

représente un bras fracturé depuis quelques jours à peine.

Ce bras est vu à travers l'appareil plâtré. Le médecin traitant, le docteur Grangier, de Pertuis (Vaucluse), après avoir réduit cette fracture et confectionné l'appareil plâtré, nous a adressé le blessé afin d'être fixé sur la bonne réduction des fragments. Nous avons pu ainsi le rassurer sur l'efficacité de ses soins ; en examinant en effet cette radiographie, on voit qu'on pourra enlever l'appareil plâtré à bref délai, puis procéder immédiatement aux massages et réduire ainsi au minimum la durée d'incapacité temporaire.

La *Figure* 6 représente une fracture du tibia. Elle est prise dans les mêmes conditions que la précédente, c'est-à-dire

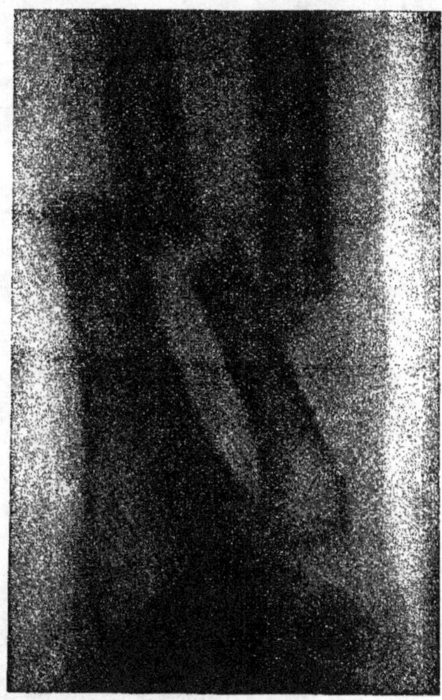

*Fig.* 4. — Fracture des deux os de l'avant-bras. — Vue de face.

dans l'appareil plâtré et le lendemain de la réduction. On voit qu'on peut être tranquille sur l'avenir de cette jambe. Pas plus que dans le cas précédent, il n'y aura d'incapacité partielle permanente à redouter.

Un immense avantage dans l'emploi des rayons X consiste aussi à examiner à l'écran fluorescent (radioscopie), et, tous les huit jours par exemple, *la formation du cal d'une frac-*

*ture.* On juge ainsi de l'opportunité qu'il y a à laisser un appareil ou à l'enlever au contraire, pour procéder de suite au traitement masso-mécanique. On se rend ainsi compte que, dans beaucoup de fractures, l'appareil plâtré est inutile; la

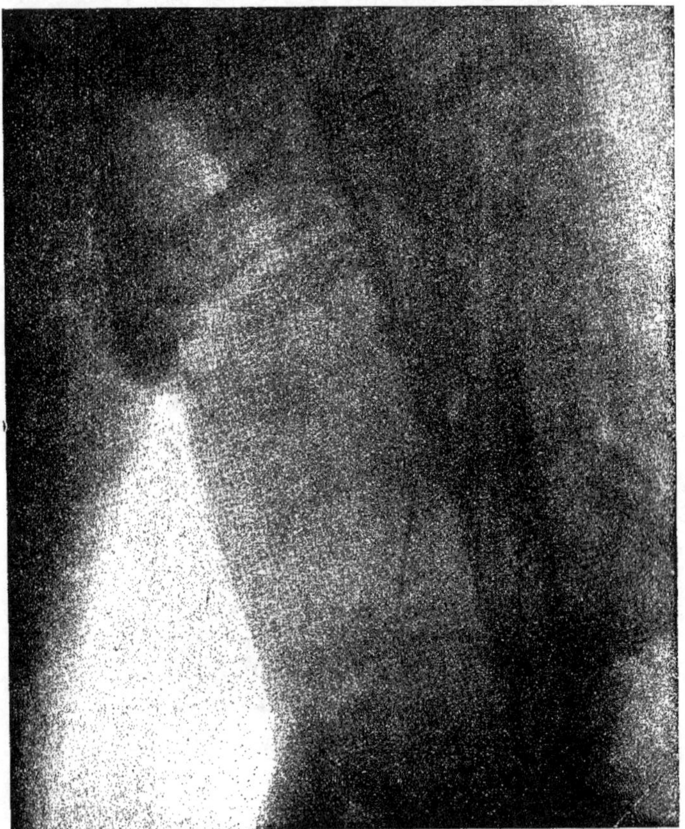

*Fig.* 5. — Fracture de l'humérus droit, au 14e jour, chez un adolescent de 13 ans. — Radiographie prise à travers l'appareil plâtré.

gouttière amovible en grillage métallique suffit. On peut aussi procéder à l'effleurage et au massage dès le premier jour; et la guérison est une affaire de quelques semaines.

D'autre part, l'examen radioscopique produit un effet salutaire sur le blessé. Lorsque celui-ci se présente avec une fracture simple de l'avant-bras par exemple, et que vous l'invitez à mettre ce bras derrière l'écran sur lequel il va voir l'image de sa lésion avec une parfaite netteté, son premier mouvement consiste, après être revenu de son saisissement, à prendre lui-même avec sa main valide le fragment mobile pour vous aider dans votre besogne de réduction. Quand celle-ci est faite, on maintient le bras en bonne position avec un feutrage et quelques attelles en bois ou bien avec

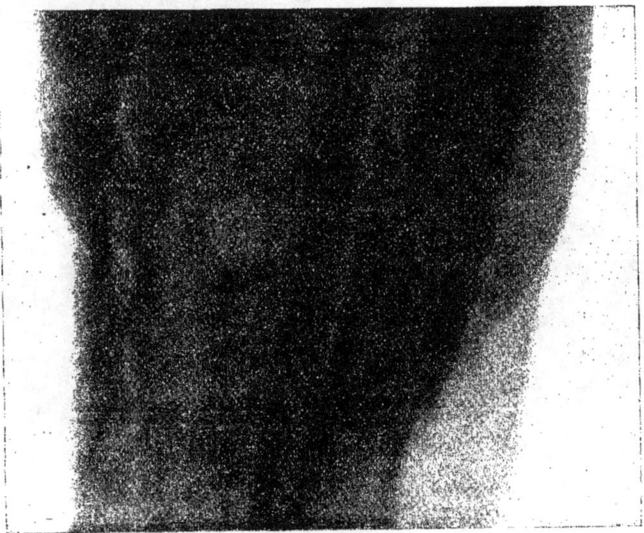

*Fig. 6.* — Fracture du tibia, vue de profil, à travers l'appareil plâtré.

une gouttière ; et on congédie le patient dont la douleur est éteinte. Après cette épreuve, vous obtiendrez de lui tout ce que vous voudrez ; sa confiance est absolue et inébranlable ; il se soumettra à toutes les exigences du traitement avec une discipline parfaite.

Très souvent, en agissant ainsi, on diminue le nombre de ces timorés qui s'imaginent toujours avoir des lésions irrémédiables et pour lesquels il est dès lors difficile d'instituer un traitement vraiment efficace. Aussi, de propos délibéré, nous faisons un grand usage des rayons X. Nous avons recours à eux dans toutes les contusions qui, dans l'esprit du blessé, peuvent avoir produit des désordres internes. Cela constitue, à notre avis, la *partie psychique du traitement*; et nous considérons le traitement moral chez les blessés comme ayant encore plus d'importance que chez les autres malades.

Ainsi la radiographie permet de faire le diagnostic précis

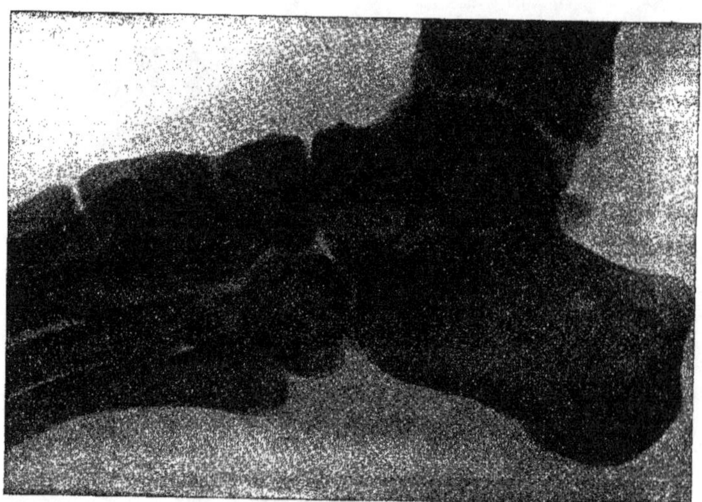

*Fig.* 7. — Accident syphilitique du pied, suite de traumatisme, pris pour une tumeur blanche (tuberculose).

d'une fracture, sans exposer le blessé à un examen clinique douloureux ou simplement désagréable, sans avoir à le toucher pour ainsi dire. Elle désigne le lieu précis où s'est logé le corps étranger. Elle montre l'esquille osseuse qui est le foyer du mal, dans les cas de suppuration interminable des parties des membres qui ont été écrasés ou mutilés d'une façon quelconque. Elle indique ainsi au blessé lui-même le genre d'opération qu'il lui faudra subir; et cette constatation, loin de l'effrayer, le rassure complètement, parce qu'il croit toujours, dans sa simplicité, que « son os est tout pourri », et qu'il restera désormais infirme.

Enfin, dans les lésions articulaires, son usage est souvent indispensable pour déceler la vérité. Nous n'insisterons pas sur les renseignements qu'elle peut fournir sur les fractures du calcanéum ou de l'astragale, sur les arrachements malléolaires méconnus et classés sous le nom générique d'entorses. Nous nous contenterons de la relation d'un cas dont le caractère tragique n'échappera à personne.

Un charretier d'une ville des environs de Marseille vint nous consulter, en novembre dernier, pour une affection du cou-de-pied droit, qui datait, disait-il, du mois de mars précédent, époque à laquelle cet homme s'était fait une entorse. L'entorse avait « été très bien mise en place » ; mais la marche était devenue de plus en plus douloureuse et, par suite, il n'avait jamais pu reprendre son travail. En réalité, ce membre paraissait perdu : le cou-de-pied était absolument déformé, volumineux, il ne présentait plus ni saillie, ni dépression ; et il donnait au toucher, au pourtour des malléoles, une sensation de fluctuation. Bref, à l'examen clinique, il semblait n'y avoir aucun doute : on était en présence d'une arthrite chronique essentiellement suppurative : une tumeur blanche.

C'était le diagnostic de tous ceux qui avaient examiné le blessé, à en juger par les divers traitements qu'on lui avait indiqués. Le malheureux était donc convaincu lui-même qu'il n'avait plus d'autre remède que l'intervention du chirurgien. Heureusement pour lui, ce diagnostic n'était pas exact. En effet, en soumettant la lésion à l'épreuve radiographique (Voir *Fig.* 7), nous fûmes convaincus, malgré toutes les apparences, que nous n'avions pas affaire à une lésion tuberculeuse de l'articulation. On vit que son squelette, ses ligaments avaient l'aspect sain. Or, dans la tumeur blanche, dans l'arthrite tuberculeuse, il en aurait été tout autrement. Dès lors, nous pûmes rassurer le blessé, et malgré qu'il nia — de bonne foi — avoir jamais contracté la syphilis, nous nous en tînmes au diagnostic d'accidents tertiaires syphilitiques (gomme ayant eu pour point de départ un traumatisme, l'entorse). — Nous ordonnâmes le traitement spécifique, frictions mercurielles et iodure de potassium. Un mois après cet homme reprenait le travail qu'il avait abandonné depuis plus de 8 mois !

Les faits précédents se passent de commentaires.

Si nous nous plaçons au point de vue humanitaire et

social, notre point de vue à nous, et en considérant les services qu'on peut rendre aux blessés, en pratiquant méticuleusement la médecine des accidents, on constate qu'il est souvent possible de restituer à un homme sa validité entière au lieu d'en faire un estropié.

En considérant l'intérêt des Assureurs, nous voyons qu'en s'imposant les sacrifices nécessaires pour soumettre leurs sinistrés à un traitement rigoureux et scientifique, ils économiseront des sommes dix fois supérieures à ces sacrifices, par le fait même de la suppression des longues indemnités temporaires et de la diminution des indemnités permanentes.

Une chose est indéniable, quel que soit le pays, quelle que soit la législation du travail qui le régit : c'est que le pivot de l'assurance est l'organisation médicale. Nous disposons aujourd'hui de moyens scientifiques qui suffisent à beaucoup d'exigences. Les frais que comportent les soins médicaux qui utilisent ces moyens ne sont rien en comparaison des sommes qu'on peut économiser aux assureurs.



Le Mans. — Imprimerie de l'Institut de Bibliographie de Paris. — IV-1903. — N° 1207.

**Un nouveau procédé de castration chez l'homme.** — *Gaz. méd. de Paris*, 1898, 11 s., I, 530.

**Cholédochotomie** [**Rev. gén.**]. — *Arch. prov. de Chir.*, Paris, 1899, VIII, 649-679, 19 fig.

**Cholécystentérostomie** [**Rev. gén.**]. — *Arch. prov. de Chir.*, Paris, 1899, VIII, 717-733, 13 fig.

**Trois cas d'émasculation totale pour cancer de la verge.** — Paris, I. B. S., 1898, in-8°, 32 p., 3 fig.

**Chirurgie de l'intestin.** — Paris, I. B. S., 1898, in-8°, 44 p., 2 fig.

**Les avantages de la gastro-entérostomie postérieure en Y** — *XIII° Cong. fr. de Chir.*, Paris, 1899, oct. 16-21.

**Chirurgie de l'estomac : Quinze cas de gastro-entérostomie rétro-côlique postérieure en Y et deux cas de pylorectomie et de gastrectomie.** — Paris, I. B. S., 1899, in-8°, 38 p., 5 fig.

**Statistique des Opérations pratiquées à Marseille du 1er janvier au 31 décembre 1898.** — Paris, I. B. S., 1899, in-8°, 12 p.

**Chirurgie du foie et des voies biliaires.** — Paris, I. B. S., 1899, in-8°, 610 p., 348 fig.

**Le papillome du bassinet.** — Paris, I. B. S., 1899, in-8°, 32 p., 9 fig.

**Cholécystentérostomie ; anastomose à l'aide des appareils d'approximation** [**Rev. gén.**]. — *Arch. prov. de Chir.*, Paris, 1900, IX, 88-103, 21 fig., 1 tabl.

**Lithectomie cholédochienne** [**Extr.**]. — *Rev. de Thérap. méd.-chir.*, Paris, 1900, LXVII, 109-115, 2 fig.

**Trois cas de restauration du nez dans l'acné hypertrophique.** — Paris, I. B. S., 1901, in-8°, 116, 7 fig.

**Un cas de fibro-sarcome du cordon.** — Paris, I. B. S., 1901, in-8°, 7 p., 3 fig.

**Vingt-cinq cas de gastro-entérostomie en Y, pour affections non-cancéreuses de l'estomac, susceptibles de guérir par l'opération.** — *XIV° Cong. franç. de Chir.* et Paris, I. B. S., 1901, in-8°, 38 p., 4 fig.

**Des interventions biliaires par voie duodénale.** — *Rev. de Gynéc.*, Paris, 1901, V, 91-128, 8 fig.

INSTITUT DE BIBLIOGRAPHIE.

IMPRIMERIE : LE MANS (SARTHE).

N° 1207.

www.ingramcontent.com/pod-product-compliance
Lightning Source LLC
LaVergne TN
LVHW052039160826
845678LV00003B/1437

* 9 7 8 2 3 2 9 6 2 6 7 3 4 *